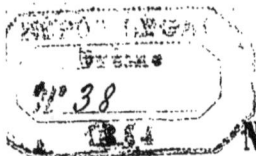

NOTICE SUR L'EMPLOI MÉDICAL

DES

BAINS DE VAPEUR

TÉRÉBENTHINÉE

A DOMICILE

CONTRE LES AFFECTIONS RHUMATISMALES, GOUTTEUSES
CATARRHALES, GLANDULAIRES

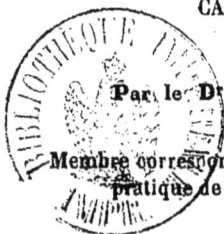

Par le Dr CHEVANDIER, de Die (Drôme)

Membre correspondant de la Société de Médecine et de Chirurgie
pratique de Montpellier, de la Société Impériale de
Médecine de Lyon, etc., etc.

◄ —‹‹‹⊖›››— ►

VALENCE
IMPRIMERIE ET LITHOGRAPHIE CHALÉAT
RUE SAINT-FÉLIX.

1864

ADMINISTRATION

DES

BAINS DE VAPEUR TÉRÉBENTHINÉE

A DOMICILE

Par le Dr CHEVANDIER, de Die (Drôme).

> Amenez-moi donc la médecine qui guérit,
> disait un jour J.-J. Rousseau. Si je ne vous
> l'amène pas, dit le dr Munaret, en désignant
> le bain de vapeur térébenthinée, je vous la
> montre et vous la recommande. J'ai lu ;
> j'ai vu. *(Gazette méd. de Lyon|).*

I.

L'empressement que mirent tous les médecins à accepter les bains de vapeur térébenthinée, que je leur présentai en 1851, trouve sa raison :

1° Dans la résistance que le rhumatisme et les affections catarrhales opposent aux médications les plus rationnelles et trop souvent aussi aux eaux thermales les plus vantées ;

2° Dans l'authenticité des guérisons remarquables obtenues par l'empirisme à l'aide de ce moyen, continuées et étendues par la science, depuis qu'elle en a été mise en possession.

La Revue médico-chirurgicale de M. Malgaigne publia en 1851 mes deux premiers mémoires sur ce puissant moyen de guérir. En 1852 mon troisième mémoire fut publié par le même journal. Chacun de ces travaux contenait un grand nombre d'observations, relatant des cures si rapides et si radicales que les convictions se firent d'emblée, et que bientôt les médecins de Die et de Crest, prévoyant tout le parti qu'on pourrait tirer de ce moyen, suivirent mon exemple et appelèrent des malades dans des établissements spéciaux.

Par l'emploi brutal du four à poix, les paysans de nos montagnes guérissaient leurs douleurs ; par l'emploi méthodique d'une chambre fumigatoire, où la chaleur et les vapeurs résineuses pouvaient être graduées, selon les besoins des malades, j'annonçais la guérison probable, non seulement du rhumatisme subaigu ou chronique, mais encore des affections catarrhales, des hydartroses, des fausses ankyloses ; la résolution des engorgements strumeux, syphilitiques, et la cure radicale et prompte des gonorrhées anciennes.

II.

Toutes ces inductions parurent si logiques que de toutes parts on me demanda : sur le four à poix ; sur le copeau résineux, et sur l'arbre qui le fournit ; sur ma chambre fumigatoire, des renseignements que je m'empressai de donner, et dont on lira bientôt le résumé.

A Lyon l'émotion produite par ce que les malades racontaient, fut telle que cette ville nous les envoya en foule. Les sommités médicales, les médecins en chef des hôpitaux devinrent les témoins de nos succès et purent constater par eux-mêmes que des affections rhumatismales, restées rebelles à l'influence des eaux minérales; que des catarrhes de la poitrine réputés incurables, avaient été guéris par les bains de vapeur térébenthinée.

M. le professeur Bonnet, dans ses leçons orales aussi bien que dans son livre sur les *maladies articulaires*, fut le premier à reconnaître et à proclamer l'importance thérapeutique de cette nouvelle méthode; et les considérations pathologiques que j'avais émises à ce propos, trouvèrent un solide appui dans sa clinique et dans sa doctrine sur la médecine fonctionnelle.

Parmi ceux qui se montrèrent les plus empressés à me demander des renseignements, je trouve les médecins qui ont sous leur direction quelque établissement hydrothérapique. Fidèles à la doctrine de M. Fleury, ils comprirent quels grands effets thérapeutiques ils pourraient obtenir à l'aide d'un moyen si propre à congestionner la peau, à surexciter sa circulation sanguine et nerveuse, à modifier la vitalité des tissus internes et externes et à changer les caractères d'une grande fonction incomplète ou pervertie.

De prime abord ils avaient tous compris aussi que *la méthode nouvelle ne pouvait être parquée dans le lieu qui l'avait vue naître*, mais qu'elle avait pour destinée de s'étendre partout, de s'installer partout où le copeau résineux pourrait aller.

Le 2 mars 1852, M. Conche, directeur de l'établissement de santé de la Muette, rue Puits-d'Ainay, à Lyon, en me disant avec quel intérêt il avait lu mes mémoires insérés dans la Gazette médico-chirurgicale, me demandait : 1° Si l'on peut remplacer les fours à poix par un appareil calorifique ; et les copeaux résineux par de la térébenthine, dont on imprégnerait du bois ou tout autre substance. Je répondis par l'affirmative à la 1re partie de sa question, et par la négative à la 2me. En effet, que le calorique soit produit par un appareil ou par le four, peu importe ; mais il importe d'employer les copeaux résineux qui ont servi à mes expériences et qui m'ont donné tant de succès : parce-qu'ils sont fournis par un arbre beaucoup plus riche en principes résineux que tous les autres conifères: parce que les émanations résineuses, que la chaleur en dégage, sont dépourvues de toute âcreté ; qu'elles sont agréables à respirer et nullement irritantes. On n'en saurait dire autant de l'essence de térébenthine qui fatiguerait les bronches, les yeux et produirait inévitablement des inflammations dans les tissus cutanés et pulmonaires.

M. le docteur Gilbert de la Côte-Saint-André, qui vint user pour son propre compte, et à la première heure, du four à poix que j'expérimentais, conçut aussitôt un appareil à l'aide duquel il pût faire profiter ses malades des bénéfices de ma méthode, en leur évitant toutefois d'attendre que la saison de mes bains fût ouverte, et en réduisant considérablement leurs dépenses. Une lampe à alcool lui fournissait la chaleur. Il empruntait les vapeurs résineuses à une cornue, dans laquelle il tenait de la poix noire en ébullition « J'ai eu à traiter cet hiver beaucoup de rhuma- » tisants, m'écrivait-il le 8 avril 1852, et, après m'avoir donné » la description de son appareil, il ajoutait : « et j'ai obtenu » de cette manière des guérisons que j'appellerai extraordi- » naires. »

Or, en réalité, il n'a pu appliquer son appareil qu'à des rhumatisants; les catarrheux n'eussent pu respirer longtemps ni impunément un air chargé des vapeurs fournies par la poix noire. Il est évident que l'air térébenthiné chaud que nous faisons respirer à nos malades est tout autre puisque nous ne songeons à distiller la poix par combustion que lorsque les copeaux nous ont fourni tous les principes volatils que je retiens dans ma chambre fumigatoire.

En 1851, le 15 octobre, c'était M. le docteur Petit de Rive-de-Gier, qui me consultait pour lui-même, édifié disait-il, sur la valeur du bain de vapeur térébenthiné, par ce que plusieurs médecins de Lyon lui avait dit de son effi- cacité. Le 18 mars 1852, mon ami M. le docteur Philippeaux, m'écrivait à propos d'un de mes malade atteint de carie vertébrale et d'abcès par congestion.

« Maintenant un mot sur vos bains », ajoutait M. le doc- » teur Philippeaux, dont l'opinion est d'un si grand poids.

» M. Bonnet en a parlé bien souvent cette année à la » Clinique. Il vous a cité à plusieurs reprises, et a fait part » de vos recherches et de vos travaux consignés dans le » journal de M. Malgaigne.

» M. Bonnet vous engage bien à continuer vos recher- » ches intéressantes, et il espère que votre premier tra- » vail sera bientôt suivi d'un ou de plusieurs autres. »

On tenta quelques essais à l'Hôtel-Dieu en se servant de la térébenthine; mais on les suspendit à cause de l'odeur désagréable qu'elle répandait dans la salle.

On le voit le copeau est nécessaire et rien ne peut le rem- placer; la térébenthine est désagréable et irritante; la poix noire ne renferme plus aucun des principes résineux qui ont fait la renommée de notre méthode.

D'autres, mieux inspirés, ont songé à remplacer le pin

du Glandaz par d'autres résineux et surtout par le pin Sylvestre: ils ont pu obtenir quelques succès. Mais qu'ils n'espèrent point réaliser par cette essence tous les prodiges obtenus par une espèce qu'il ne connaissent point, et qu'ils ont cru être le *pinus Sylvestris*. On verra bientôt combien notre pin diffère de celui-là et combien il est plus riche que lui en principes résineux.

Les malades arrivaient en foule ; les succès du bain de vapeur térébenthinée allaient croissant. Aussi des établissements ne tardèrent-ils pas à s'élever autour de nous. En 1852 mon honorable confrère M. le docteur Al. Benoit, qui songeait à donner cette destination à sa belle maison de campagne du Martouret, me fit part de ses projets et m'offrit de m'y associer. Tout en déclinant son offre, je l'encourageai vivement à donner suite à cette idée. Depuis, l'établissement du Martouret s'est créé, par les bains de vapeur térébenthinée, une réputation Européenne. Sa prospérité croissante, la bonne confection de ses bains, sa direction médicale, son heureuse situation au-dessus de notre belle vallée, l'air pur qu'on y respire, l'oubli des affaires, la distraction et le repos le recommandent aux personnes riches, même à celles qui se seront munies de notre appareil, dont elles pourront user en dehors de la saison thermale. M. le docteur Benoit commença comme j'avais commencé; il construisit un four à poix. Les malades y descendaient par un couloir. Plus tard il a songé à un appareil fumigatoire; le mien fontionnait depuis plusieurs années et il se loue aujourd'hui des modifications que j'avais jugé si opportun de faire subir au four primitif.

En 1853 il y avait à Die trois établissements de bains de vapeur térébenthinée. A Crest, petite ville voisine de la nôtre, il y en avait un, qui s'alimentait de pin vulgaire et qui n'a pu soutenir ses prétentions. A Grenoble M. le docteur Rey fut le premier à ajouter un appareil de bains de vapeur térébenthinée à un établissement hydrothérapique; il eut toujours soin de l'alimenter à grands frais avec les copeaux du Glandaz. Dans les publications qu'il a faites sur ce remède, ce médecin a répété les indications que j'avais établies depuis deux ans. Il a seulement avancé une erreur en disant que ma chambre fumigatoire ne pouvait offrir, dans chacune de ses cellules, que la même température. Ceux qui ont écrit d'après lui sur ce sujet, en l'enrichissant de leur clinique personnelle, ont répété innocemment la même chose et commis la même injustice. Quelques-uns, confondant les dates d'une façon regrettable ont relaté les expériences de mon honorable confrère M. le docteur Al. Benoit, comme si elles eussent été contemporaines des miennes. C'est encore là une erreur contre laquelle ce médecin serait le premier à protester,

Bientôt M. Rey trouve des imitateurs. M. Macario installe un appareil de bains de vapeur térébenthinée dans le magnifique établissement hydrologique de Serin et s'approvisionne à Die de copeaux résineux. M. Gillebert d'Hercourt, modifie à son tour le bain de vapeur résineuse d'une si singulière façon que je me garde de reconnaître son système comme un dérivé naturel du four à poix ; je lui en laisse toute la responsabilité.

M. Andrieux ne voulut point que son bel établissement de Brioude restât en arrière ; il se hâta de le pourvoir d'un appareil, qui lui donne d'excellents résultats. Je m'étais empressé de lui envoyer tous les renseignements qu'il avait bien voulu me demander.

Pour moi je ne me bornai pas à répondre à toutes les demandes, si nombreuses qu'elles fussent ; je présentai un mémoire sur ce sujet à la Société Impériale de médecine de Lyon, qui voulut bien me gratifier plus tard du titre de membre correspondant, et j'envoyais à l'Académie de médecine un long travail sur cette méthode, dans lequel je faisais une étude particulière des maladies qu'il lui incombait de guérir.

M. le docteur Gibert, nommé rapporteur, fit précéder d'une lettre flatteuse la partie qu'il jugea à propos de publier dans le journal de M. Sales-Girons. Nul n'était plus apte à juger mes idées que le rédacteur de la Revue médicale. Il avait déjà fait de longues études sur les effets des balsamiques administrés par les voies respiratoires contre les maladies des poumons ; aussi notre savant confrère nous donna les plus honorables encouragements.

Désormais le bain de vapeur térébenthinée n'aura plus besoin de son premier tuteur ; je l'abandonne à sa bonne fortune. Seulement, tandis que pour être fidèle à mon programme, je cherche le moyen de le rendre populaire, j'envoie mes plans et mes renseignements à qui me les demande, à Annecy, à Londres, en Russie ; je me rends à l'invitation de mon honorable confrère le docteur Masson, et ensemble nous cherchons à faire, dans son splendide château de Saint-Didier (Vaucluse) un appareil de bains de vapeur térébenthinée digne de tous les appareils hydrothérapiques qu'il y a installés. Enfin l'établissement de Belle-Vue, près Paris, dirigé par M. le docteur Bourguignon, a sa chambre fumigatoire à air chaud térébenthiné et M. le docteur Langlebert, de Paris, a aussi la sienne, s'il a réalisé l'idée qu'il voulut bien me soumettre et pour laquelle je lui ai envoyé mes devis, mes observations, mes réclamations même, au commencement de cette année.

III.

Maintenant que mon œuvre est devenue la propriété de tous, que me reste-t-il à dire, en faveur d'une méthode

qui a reçu de si hauts patronnages? Il ne peut plus me
convenir de rouvrir mon livre de clinique et d'en retirer
les plus merveilleuses observations. Relater une fois encore
les guérisons obtenues rapidement contre le *rhumatisme*
sous toutes ses formes névropathiques, de *gastrites* et de
gastralgies rhumastismales ; compter les cas de *goutte*
considérablement améliorés et ceux dans lesquels des
dépôts tophacés ont été promptement résorbés ; redire,
pour la centième fois, que la *sciatique* ne résiste que rare-
ment à l'emploi du moyen que j'ai importé dans la médecine
moderne : ce serait répéter ce que tous les médecins savent
aujourd'hui. Oui les *catarrhes* chroniques de la poitrine ne
sont plus incurables: le bain de vapeur térébenthinée guérit
très-vite les *gonorrhées anciennes*; il est. pour dissiper les
collections séreuses de la *plèvre*, du *péritoine* et des *grandes
articulations*, le moyen à la fois le plus puissant et le plus
logique: il constitue à lui seul toute une méthode médicale.

Qu'on veuille bien remarquer cependant avec quel soin la
plupart des médecins recherchent le copeau du Glandaz,
malgré l'élévation de son prix et les frais de transport. Il
est en effet l'élément primordial. L'essence résineuse qui le
fournit est très-rare, je ne serais point surpris qu'ici plus
encore que pour la vigne l'influence du terroir fût grande.

Me voici arrivé à la seconde partie de ma tâche.

1° Qu'est-ce que le four à poix ?

2° Quel est l'arbre résineux qui la fournit?

3° Qu'est-ce que la chambre fumigatoire ?

4° En quoi consiste l'appareil, à l'aide duquel vous pré-
tendez rendre le bain de vapeur térébenthinée d'un usage
journalier et populaire ?

5° Comment et en quel cas faut-il s'en servir?

Telles sont les questions que tous mes lecteurs m'ont
déjà posées. Je vais y répondre le plus brièvement et le
plus clairement possible.

IV.

Die est une petite ville de 4000 âmes. Chef-lieu d'arrondis-
sement, elle tire quelque gloire de son passé, dans lequel elle
figure sous le nom de Dea Vacontiorum; elle conserve de
l'époque romaine un bel arc de triomphe doublé, à l'époque
des guerres de religion, d'une porte flanquée de deux tours.
Elle est entourée de remparts, dont le vaste périmètre
annonce qu'elle a beaucoup perdu de son importance d'au-
trefois. Ses vestiges d'antiquité satisfont l'orgueil que tout
pays aime à tirer de ses ruines; sa clairette renommée,
la console quelque peu de sa gloire passée, par les profits
qu'elle lui donne.

La vallée étroite, au milieu de laquelle Die est placée,
est très-verte et très-riche. Les mûriers y cachent le sol

sous leur feuillage vert sombre ; et lorsque cheminant, on aperçoit, à travers les éclaircies, les grands rochers qui forment le couronnement du Mont-Glandaz, on est saisi d'un attrait irrésistible pour cette belle montagne, dont la large croupe se dessine sur l'horizon au levant. Le soir, quand déjà la nuit tombe dans la vallée, son immense crête se colore de tons chauds, qui d'un rose cuivré d'abord vont se dégradant jusqu'au gris perle le plus tendre à mesure que le soleil retire ses derniers rayons.

Le petit torrent de Mérosse, qui baigne les pieds de notre ville, sort des flancs du Glandaz et reçoit les eaux de ses pentes et de ses cîmes. Si vous le voulez, suivons à pied le chemin qui ne s'éloigne guère de sa rive gauche. Nous arriverons bientôt au fond de la vallée : franchissant sur un petit pont le détroit formé par ses contreforts, nous déboucherons dans le petit bassin de Romeyers, joli village très-pittoresque, dont bientôt nous traverserons les grands bois. Et, sans nous arrêter à tous les pas, élevons-nous d'emblée jusqu'à la base des belles roches de Charose ; doublons les Aiguilles ; et suivons ce chemin tracé par l'Administration forestière à la hauteur de 1600 mètres, à travers les ormes, les hêtres et les longs sapins, barbus comme des vieillards, flexibles et élancés comme des adolescents. Il y a quatre heures que nous sommes en marche ; en nous retournant, nous apercevons au loin Die comme un nid de guêpes se détacher en gris sur un fond de verdure ; les montagnes environnantes s'écrasent à mesure que nous montons. Nous voici dans le Pison, bois sombre, sourcilleux. L'ours y loge et s'y promène quelquefois, tournant toutes les pierres qu'il trouve sur son passage ; le blaireau s'y tapit et sort de sa tanière pour manger les perles noires du myrtil ; le coq de bruyère court sous les épicéa, parmi les belles fougères ; la gélinote chante dans leurs branches et l'aigle fait tourner son ombre menaçante sur les pics arides que le chamois lèchait naguère.

Nous voici sur le plateau, à 1800 mètres ; ces pics si rapprochés de nous sont le mont Aiguille, le Vémont, la Moucherole ; ceux, à qui le lointain donne cette teinte si bleue, sont les voisins du Pelvoux. Maintenant voyez là-bas, ces masses blanches qui ressemblent à des pierres entassées, ce sont les grands troupeaux de Provence qui chaument à l'ombre des bouquets de pin. Quant à ces beaux arbres à feuillage noir, à forme pyramidale, dont les troncs offrent de si longues blessures, ce sont ceux que vous avez intérêt à connaître. Bientôt la hâche du bûcheron les aura blessés à mort ; cadavres, dépourvus d'écorce et dépouillés de feuilles, ils se tiendront debout, bravant pendant de longues années les efforts de bien des tempêtes, grâce à la quantité énorme de résine qui les conserve et les soutient. Acheminons-nous vers ce *jas* qui occupe ce bas-fond. Tenez, cette fumée si épaisse qui monte en noirs tourbillons nous l'indique. La fumée sort du *four à poix* et voici les *Péguiers* qui entrent dans leur pauvre cabane. Il est midi allons leur demander l'hospitalité. Nous saurons bientôt ce que nous sommes venus apprendre.

« Depuis plus de deux cents ans, nous disent-ils, les pay-
» sans du Diois venaient ici et descendaient sur les copeaux
» résineux arrangés avec soin dans ce four pratiqué dans
» le sol. Ils rencontraient là une température infernale,
» contre laquelle ils s'abritaient en s'enveloppant d'épaisses
» couvertures de laine. Quand ils étaient restés un quart
» d'heure ou vingt minutes accroupis sur ces copeaux d'où
» la résine s'échappe en bouillonnant, ils sortaient du
» four à l'aide de l'échelle qui leur avait servi à y descen-
» dre ; se réfugiaient dans notre cabane et, emmaillotés
» dans leur couverte, ils suaient sang et eau. Trois ou
» quatre sudations suffisaient pour produire les cures
» les plus étonnantes. »

Je m'estimai heureux que nul médecin n'eût songé à tirer parti d'un moyen si rationnel et j'eus hâte, après avoir recueilli un grand nombre de guérisons auprès de ceux qui avaient usé de cette immersion, de faire construire un four à ma portée, à Die même ; d'y faire des expériences sur moi-même et sur les malades qui me le demanderaient. Les résultats furent extraordinaires ; vous savez ce qu'il en advint.

V.

Mon four était absolument identique à celui-là ; je le fis servir à la distillation de la poix ; je me fis l'esclave de ce moyen brutal, afin d'en devenir plus tard le maître.

Voulez-vous avoir une idée de ce qu'est un four à poix ? Imaginez un trou ayant la forme d'un œuf, dont on aurait retranché l'un des bouts ; profond de deux mètres et large de 1,80 ; tapissé intérieurement d'une forte couche de terre glaise ; entouré d'une tranchée remplie de sable pour emmagasiner la chaleur. Tel est l'appareil primitif, grossier, insoumis et inflexible dans lequel je fis mes premières expériences.

Quand on l'avait fortement chauffé en y faisant brûler du bois ordinaire pendant trente-six heures, on le nettoyait, on le chargeait de copeaux résineux et on y introduisait les malades. Les *journées faites*, il suffisait d'y jeter une allumette enflammée et le bain térébenthiné devenait immédiatement une fournaise. Danger terrible ! responsabilité effrayante !

La poix en fusion gagnait la partie inférieure du four, ou elle s'engageait dans une cuiller en fer qui la conduisait au dehors; elle était reçue dans un baquet d'eau froide et s'y figeait.

J'ai raconté dans mes diverses publications quels phéno-mènes physiologiques se produisent dans ce milieu torride, dont la chaleur rayonnante faisait monter mon thermomètre jusqu'à 80.

Il fallait sortir de là et j'en sortis.

Il fallait baptiser ce sauvage et je l'appelai *Bain de vapeur térébenthinée*, du nom de l'essence qui me paraissait jouer le principal rôle. D'autres l'ont appelé bain résineux avec plus de raison.

« Je n'eus pas de peine, écrivais-je en mai 1852, dans
» mon troisième mémoire, à comprendre tout ce que le four
» à poix laissait à désirer. Il fallait inventer un appareil
» qui n'obligeât plus le malade à opérer une descente
» difficile; qui mît tout le monde à l'aise en isolant chacun
» de son voisin et donnât à tous la quantité de chaleur et
» d'arome convenable, etc. »

La même année le four était remplacé par une rotonde élégante, commode, autour de laquelle j'avais disposé neuf cellules. De l'air chaud, de l'air froid, de l'air térébenthiné circulaient dans des artères spéciales autour du malade, qui pouvait à sa volonté, graduer la température de son bain, le saturer de vapeurs résineuses ou l'affaiblir. J'ai donné dans le même mémoire la description de cette chambre fumigatoire. Il est inutile de la répéter ici.

VI.

Pinus Mugho. — Disons maintenant quelques mots de l'espèce de pin qui fournit le copeau. Prétendre que cette espèce a échappé à l'attention des botanistes, c'est affirmer une chose grave et qu'il m'est impossible de ne pas relever, alors que la Flore du Dauphiné a été faite avec tant de soin par Mutel, dont l'ouvrage est classique. Il s'agit d'un arbre de haute futaie et non d'une mousse ou d'un lichen micros-copique. Je ne puis lui conserver le nom d'Eouvé que nos paysans lui donnent. Aujourd'hui que je l'ai mieux étudié, l'hésitation n'est plus permise. Il faut absolument recon-naître dans l'Eouvé du Glandaz, non point le *pinus-Sylves-tris*, comme l'a cru M. Macario, non le *pinus-Montana* de Dioscoride comme l'a pensé M. Benoit, mais bien celui, dont Scopoli a fait une espèce à feuilles géminées, à cônes pyramidaux, à écailles oblongues et obtuses, le *pinus-Mu-gho*, dont l'existence a été signalée dans ces régions par M. Mutel.

Il atteint au Glandaz une hauteur moyenne de 10 ou 12 mètres. Il est presque l'égal de l'épicéa qui habite au-dessous de lui. Ses feuilles d'un vert foncé, drues, plus longues que celles des autres pins, croissent circulairement autour de la branche. Elles sortent deux à deux d'une gaîne grise duvetée, beaucoup plus longue que dans les autres espèces; et cette gaîne regorge de sucs résineux. Il y a dans le mugho une sorte de pléthore résineuse qui en fait éclater aussi bien les bourgeons que les racines. Il perd ses feuilles tout les sept ans, et c'est chaque année qu'il dissémine sa graine, qui s'envole au loin portée sur son aile membraneuse si délicate et si ténue

Voilà quelques caractères botaniques qui ne permettent plus de le confondre avec les autres essences. Selon l'auteur du Linnée français on ne le rencontre en France que dans le haut Dauphiné.

VII.

Copeau. — Au mois d'Avril, on fait à l'arbre, environ à deux mètres du sol, une large entaille qui intéresse l'écorce et l'aubier et se prolonge jusqu'à un mètre environ de ses racines Cinquante ou soixante jours après, quand la plaie s'est couverte d'une couche épaisse de sucs résineux, d'un coup de hâche dirigé du haut en bas on détache le copeau, qui est indispensable à la confection du bain de vapeur térébenthinée.

VIII.

Si le pin Mughô se trouvait à toutes les altitudes ou dans toutes les latitudes, il serait inutile que les malades vinssent demander à nos établissements une guérison qu'ils pourraient se procurer facilement chez eux. A la vérité ils seraient peut-être embarrassés pour l'appareil fumigatoire dans lequel ils auraient à dégager des copeaux résineux les vapeurs térébenthinées. Qu'on leur fournisse donc un appareil convenable, d'un maniement et d'un envoi facile : qu'on accompagne cet envoi d'une caisse de copeaux, et du même coup le problème est résolu; le bain de vapeur térébenthinée à domicile est créé. Et chacun entrevoit déjà quels avantages considérables il donnera aux malades. Que ceux, dont les douleurs ne sont point vives et dont la fortune est considérable, attendent patiemment la belle saison pour se rendre dans les établissements de bains de vapeur térébenthinée, je le comprends. Le voyage, l'oubli des affaires, les distractions, l'air pur des montagnes, l'accueil, les soins, tout cet ensemble de circonstances, de lieux et de temps, constitue un nouveau milieu qui favorise les mouvements d'expansion, dilate l'esprit, impressionne les poumons et par ces actions diverses prépare à la guérison. Mais ceux-là forment l'exception heureuse. Le plus grand nombre ne se trouve pas dans de telles conditions de bien-être; et combien j'en connais qui hésitent longtemps devant les dépenses nécessaires, avant de se décider à quitter leur famille et leurs affaires. Je ne parle point de ceux que la maladie, les longues douleurs ont rendus incapables de s'éloigner de leur appartement et qu'il importe aussi de secourir.

Dès les premiers jours les réclamations de tous ceux-là m'avaient frappé. Je les avais prévues, sinon prévenues; et je m'étais promis de leur accorder satisfaction. « Pour que » la médecine devienne maîtresse d'un médicament aussi » puissant, écrivais-je dans la *Revue médicale* en 1854, il est » nécessaire d'en rendre l'application facile. Une boîte à » fumigation chauffée au moyen d'une lampe à alcool, armée » d'une forte mèche, au-dessus de laquelle on suspendait » une coupe en fer blanc remplie de copeaux de bois rési- » neux, tel est l'appareil dont je me suis servi quelque- fois. »

Le besoin d'un appareil portatif était si général et si pressant qu'il importait de le satisfaire.

Voici comment j'ai conçu celui que j'offre aux malades, et pour lequel j'ai pris un brevet d'invention.

Description de mon Appareil.

MANIÈRE DE S'EN SERVIR.

IX.

Mon appareil, destiné à donner le bain de vapeur térébenthinée à domicile, se compose de deux parties :

A° La lampe : B° la cage métallique.

A. *La lampe* est composée elle même : 1° D'une *boîte* pouvant contenir un demi-litre d'Alcool.

2° De deux *mèches pleines*, qu'on peut élever ou abaisser suivant qu'on fait tourner la clé de cuivre de gauche à droite ou en sens contraire ;

3° D'un *Curseur* qui monte ou descend à mesure que les mèches s'allongent ou se raccourcissent et indique la température que les flammes peuvent donner au bain dans une moyenne de vingt minutes ;

4° D'une *échelle graduée* que le Curseur parcourt ;

5° D'un *Flotteur*, qui révèle le niveau intérieur du liquide ;

6° D'une *tubulure*, pour verser l'Alcool.

B. *La cage métallique* est un cube creux de trente centimètres de côté, destiné à recevoir la lampe; à préserver du feu les couvertures qui entourent le malade. Son plancher supérieur formé par le fond d'un récipient susceptible d'être enlevé à volonté, arrête la flamme et communique aux copeaux résineux, placés sur la petite grille qui le surmonte, la chaleur qui doit volatiliser les principes résineux qu'ils contiennent. Ceux-ci s'échappent à travers le couvercle du récipient, percé en écumoire.

Pour prendre son bain le malade élève les mèches jusqu'à ce que le *curseur* indique sur l'échelle la température voulue. Il dispose sur les fils de fer du récipient 4 ou 5 copeaux et abaisse le couvercle.

Les mèches allumées, on ferme la porte de la cage, que j'ai faite en tôle pleine afin d'abriter les jambes contre le rayonnement de la flamme.

L'appareil est ainsi placé sous la chaise que le malade occupera pendant son bain. Il devra s'y asseoir nu, ou à peu-près, et entouré de deux couvertures de laine. La tête restera à l'air libre.

La chaleur échauffe bientôt l'air ambiant, les vapeurs térébenthinées se dégagent et en moins de dix minutes la sueur générale commence. La durée moyenne du bain sera de demi-heure. Le malade entr'ouvrira de temps en temps ses couvertes afin de respirer les vapeurs résineuses.

Au sortir du bain il est emmailloté dans ses couvertures de laine et mis au lit. On lui sert un bol de décoction, obtenue en faisant bouillir, pendant un quart d'heure un copeau dans une cafetière de la contenance d'un verre et demi d'eau. On peut sucrer cette tisane qui aide beaucoup à l'action curative du bain de vapeur térébenthinée. Au sortir du maillot dans lequel on reste une heure, on doit, si c'est possible, faire un tour de promenade et déjeuner en rentrant. Dans le cas contraire, il ne faut prendre son repas que lorsque le mouvement de fièvre est tombé, ce qui demande une demi-heure environ.

Il faut prendre son bain le matin à jeun.

X.

Mode d'action du bain de vapeur térébenthinée.

Ce traitement commence presque toujours par réveiller légèrement les douleurs ; et il leur donne la chasse en les faisant passer par tous les points qu'elles ont occupés jadis.

Il ne faut pas se décourager pour si peu ; si l'on persiste les douleurs ne tardent pas à disparaître et la guérison devient radicale. Les transpirations en font les frais. Elles sont quelquefois énormes. Aussi les malades voient-ils presque toujours augmenter la soif et l'appétit.

Avec une médication qui agit en excitant, on comprend qu'une tolérance presque complète pour le régime soit de mise. Le vin, les épices, peuvent être pris avec une certaine réserve cependant. Leur usage doit être plus modéré encore si l'on cherche à détruire une affection rhumatismale de l'estomac, des intestins ou de la vessie.

Le traitement se compose de quatre séries de cinq bains, séparées par un jour de repos.

Deux séries suffisent presque toujours pour les enfants de 8 à 14 ans. De 14 à 18 ans les malades prendront trois séries et les adultes iront jusqu'au vingtième bain.

Ces conseils doivent varier, on le comprend, suivant l'ancienneté, l'intensité et la nature de la maladie à guérir. Les affections catarrhales demandent un traitement complet; tandis que le lombago, par exemple, est toujours guéri à la fin de la deuxième série.

Les malades de 50 à 60 ans ne dépasseront pas quinze bains. Ceux qui sont plus âgés demandent autant de ménagements que les enfants.

La température du bain ne doit jamais descendre au-dessous de 40°. Il est inutile de la pousser au-delà de 65°.

XI.

Maladies guéries par le Bain de vapeur térébenthinée.

Il est facile de prévoir que la médication térébenthinée, en entrant dans la thérapeutique tendrait à élargir son domaine. Elle constitue toute une méthode qui lutte contre le mal à la fois par les propriétés spécifiques du remède et par son action stimulante et dépuratrice.

Allumer une fièvre critique; provoquer la révolte de l'organisme contre un élément perturbateur de la santé, qui s'était fait tolérer en émoussant tout ce qu'il avait d'aigu; ouvrir largement les pores par où il était entré et l'y pousser pour le faire sortir ; ce n'est la que l'action la plus brutale du bain de vapeur térébenthinée. Une action tout aussi sûre est celle qu'elle exerce sur le principe même de la maladie en le neutralisant par sa spécificité.

Toutes ces affirmations ont reçu l'irréfutable sanction d'une expérience qui remonte déja à 14 années et qui est d'une richesse clinique inouïe, puisqu'elle s'exerce aujourd'hui dans vingt établissements spéciaux.

Je puis donc hardiment conclure que le bain de vapeur térébenthinée est le remède souverain :

1° contre le *rhumatisme* et ses *dérivés*, tels que gastrite, entérite, gastralgie, métralgie, névralgies, migraines.

2° Contre le *lombago* et la *sciatique*.

3° Contre les *affections catarrhales* chroniques, de la poitrine, de la vessie, de l'intestin, de l'utérus, etc.

J'affirme aussi qu'il est d'une grande valeur : contre la *goutte*, dont il dissipe les concrétions tophacées ; contre les *hydartroses*, les *hydropisies*, l'*albuminurie* ; contre les *gonor-*

rhées rebelles, les *engorgements* glandulaires de nature stru-
meuse ou syphilitique.

Il peut être utile contre les *calculs biliaires* et le *tœnia*.

XII.

Contre-indications.

Tout remède puissant est une arme à deux tranchants. Je
viens de dire dans quels cas celui que je propose est utile.
Voici, par contre, ceux dans lesquels il pourrait être nui-
sible.

Les *palpitations de cœur*, les *maladies* de cet organe, les
maladies du *cerveau* ou de la *moële épinière*, le *rachitisme*,
l'*ostéomalacie* (ramollissement des os), la *chlorose*, l'*anémie*,
la *phtisie déclarée*, sont autant de maladies qui repoussent
l'emploi du bain de vapeur térébenthinée.

Les vieillards ne doivent en user qu'avec réserve.

J'ai dit avec une sincérité absolue tout le bien et tout le
mal que je pense de ce moyen.

Je crois avoir rendu un véritable service à la médecine en
la mettant en possession du bain de vapeur térébenthinée ;
j'ai la prétention d'étendre ce service à l'humanité entière,
en mettant ce puissant remède à la portée de tous et
surtout de ceux à qui leur position de fortune interdit
l'abord des établissements spéciaux qui l'exploitent.

Je m'engage à donner aux malades tous les renseignements qu'il me demanderont.

Ecrire, *franco*, à M. le docteur CHEVANDIER, à **Die**
(Drôme).

Prix de l'appareil, approvisionné de copeaux résineux du pin Mugho de Glandaz, accompagné de
cette brochure : 30 francs, rendu à domicile et contre
remboursement.

M. Marius **Chevandier**, *mon frère, est seul autorisé
à exploiter mon appareil. Je me réserve de poursuivre les
contrefacteurs.*

VALENCE, IMPRIMERIE DE CHALÉAT, RUE ST-FÉLIX.

www.ingramcontent.com/pod-product-compliance
Lightning Source LLC
Chambersburg PA
CBHW050431210326
41520CB00019B/5875